BEI GRIN MACHT SICH IHR WISSEN BEZAHLT

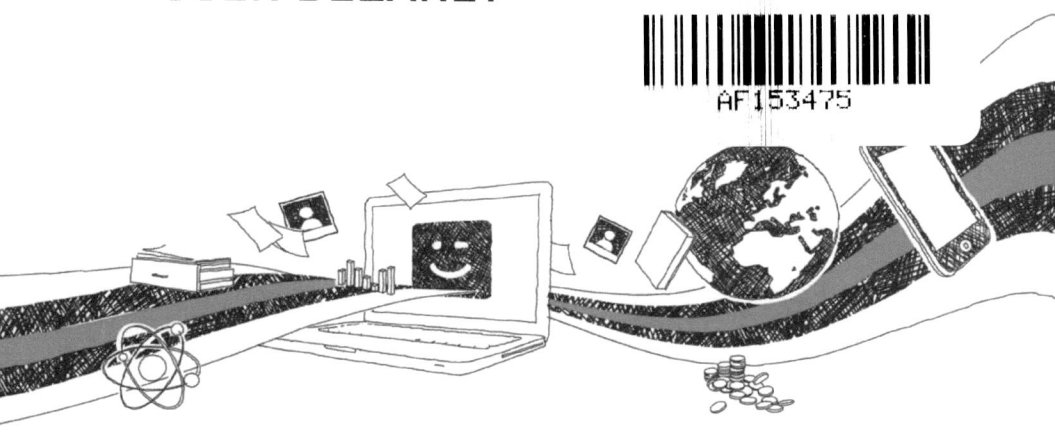

AF153475

- Wir veröffentlichen Ihre Hausarbeit,
  Bachelor- und Masterarbeit

- Ihr eigenes eBook und Buch -
  weltweit in allen wichtigen Shops

- Verdienen Sie an jedem Verkauf

Jetzt bei www.GRIN.com hochladen und kostenlos publizieren

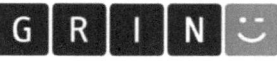

Finanzierung von Leistungen der stationären Krankenhausbehandlung und der stationären Langzeitpflege. Übersicht und Vergleich

Johannes Hort

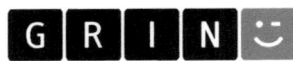

Bibliografische Information der Deutschen Nationalbibliothek:

Die Deutsche Nationalbibliothek verzeichnet diese Publikation in der Deutschen Nationalbibliografie; detaillierte bibliografische Daten sind im Internet über http://dnb.d-nb.de abrufbar.

ISBN: 9783346902108
Dieses Buch ist auch als E-Book erhältlich.

© GRIN Publishing GmbH
Trappentreustraße 1
80339 München

Alle Rechte vorbehalten

Druck und Bindung: Books on Demand GmbH, Norderstedt Germany
Gedruckt auf säurefreiem Papier aus verantwortungsvollen Quellen

Das vorliegende Werk wurde sorgfältig erarbeitet. Dennoch übernehmen Autoren und Verlag für die Richtigkeit von Angaben, Hinweisen, Links und Ratschlägen sowie eventuelle Druckfehler keine Haftung.

Das Buch bei GRIN: https://www.grin.com/document/1368930

Hausarbeit

Recht der Gesundheitseinrichtungen

Finanzierung von Leistungen der stationären Krankenhausbehandlung und der stationären Langzeitpflege – Übersicht und Vergleich auf Bundesebene und am Beispiel des Landes Sachsen-Anhalt

Vorgelegt von: Johannes Hort

Studiengang: Management in Pflege- und Gesundheitseinrichtungen
Modul: Recht der Gesundheitseinrichtungen
Abgabedatum: 27.06.2023

FB Gesundheit

Johannes Hort

Inhaltsverzeichnis

Abkürzungsverzeichnis

aG-DRG	Ausgegliederte German Diagnosis Related Groups
BMG	Bundesministerium für Gesundheit
DRG	Diagnosis Related Groups
G-BA	Gemeinsamer Bundesausschuss
G-DRG	German Diagnosis Related Groups
GKV	Gesetzliche Krankenversicherung
InEK	Institut für das Entgeltsystem im Krankenhaus
KV	Kassenärztliche Vereinigung

1 Einleitung

Nach Angaben des Bundesministeriums für Gesundheit und des Bundesamtes für Statistik sind die Fallzahlen für die stationäre Behandlung von Erkrankten[1] und Verletzten in Deutschland in den Jahren 2020 und 2021 im Vergleich zu den Vorjahren deutlich gesunken (*Grunddaten der Krankenhäuser 2021*, 2022), wohingegen der Trend bis zum Ausbruch des Corona-Virus eher einen Anstieg zeigte. Ebenso sanken die Zahlen der Menschen, welche aufgrund ihres Alters oder medizinischer Einschränkungen (voll-)stationär über lange Zeit (Langzeitpflege) gepflegt werden mussten, im Jahr 2020 um 2,9% im Vergleich zum Vorjahr (*Pflegestatistik - Pflege im Rahmen der Pflegeversicherung - Deutschlandergebnisse 2021*, 2022). Entgegen diesen Rückgängen in Bezug auf die Patientenzahlen sind die Kosten für beide Leistungsbereiche in den vergangenen Jahren stark gestiegen. Aus dieser konträren Entwicklung stellt sich die Frage, wie die Finanzierung und Aufrechterhaltung beider Leistungsbereiche in Deutschland sichergestellt sind. Gerade vor dem Hintergrund des Abbaus einiger Klinika in den vergangenen Jahren ist hier die Frage der Zuständigkeit und der Infrastrukturverantwortung, sowie des Sicherstellungsauftrags zu klären und zu beleuchten. Diese umfassende Beleuchtung stellt den Gegenstand der vorliegenden Hausarbeit dar. Ziel ist es dabei einen Überblick über die vorangehend genannten Rahmenbedingungen, sowie Unterschiede und Gemeinsamkeiten beider Leistungsbereiche zu geben. Dafür erfolgt die Betrachtung vornehmlich aus rechtlicher Sicht.

Die vorliegende Hausarbeit ist in sechs Punkte gegliedert. Nach der Einleitung folgt unter Punkt 2 die Darstellung der Fragestellung, sowie der Methodik, nach welcher die Arbeit erstellt wurde. Anschließend folgt der Hauptteil der Arbeit mit den Punkten drei bis fünf. In Punkt 3 erfolgt die Betrachtung des Leistungsbereichs der stationären Krankenhausbehandlung, sowie in Punkt 4 die Betrachtung der stationären Langzeitpflege. Unter Punkt 5 schließt ein Vergleich beider Leistungsbereiche hinsichtlich der Rahmenbedingungen zur Finanzierung, zu den jeweiligen Vergütungsregelungen, sowie zum Sicherstellungsauftrag und der Infrastrukturverantwortung an. Abgerundet wird die Arbeit mit der Zusammenfassung unter Punkt 6.

---

[1] Hinweis zur geschlechtergerechten Sprache:
Nach Möglichkeit werden geschlechtsneutrale Formulierungen verwendet. Wo sich dies nicht umsetzen lässt, wird aus Gründen der besseren Lesbarkeit das generische Maskulinum verwendet.

2 Fragestellung und Methodik

Betrachtet man die Finanzierung von medizinischen und (Alters-) Vorsorgeleistungen aus der Laienperspektive, erscheint diese relativ banal. So lässt sich aus dieser Perspektive vermuten, dass die Finanzierung von Leistungen wie der stationären Krankenhausbehandlung anteilig durch die Krankenkassenbeiträge, sowie eine Zuzahlung durch den Patienten gedeckelt ist. Auch bei der stationären Langzeitpflege ließe sich aus der Laienperspektive vermuten, dass diese umfänglich durch die Rentenversicherung getragen wird. Verlässt man allerdings die Laienperspektive und betrachtet beide Leistungsbereiche näher, so zeigen sich deutlich diffizilere Strukturen hinsichtlich der rechtlichen Grundlagen, der Regelungen zur Vergütung, sowie zum Sicherstellungsauftrag und der Infrastrukturverantwortung. Dieser differenzierten Betrachtung soll die vorliegende Arbeit folgen, um die vorangehend genannten Punkte für die Leistungsbereiche der stationären Krankenhausbehandlung und der stationären Langzeitpflege für die allgemeine Bundesebene und bezogen auf die Landesebene zu betrachten und zu erörtern. Weiterhin soll daran anschließend ein Vergleich beider Leistungsbereiche geführt werden. Um den Umfang der vorliegenden Arbeit einzugrenzen, beziehen sich die länderspezifischen Teile nur auf das Land Sachsen-Anhalt.

Im Allgemeinen orientiert sich die vorliegende Arbeit an den Methoden der systematischen Literaturrecherche. Dabei wurden zunächst themenspezifische Suchbegriffe aus der Aufgabenstellung generiert und mittels boolescher Operatoren für die onlinegestützte Suche kombiniert. Diese umfassen beispielsweise „stationär [AND] Krankenhausbehandlung", „stationär [AND] Langzeitpflege", „Krankenhausfinanzierung" oder „Finanzierung [AND] Pflege". Die systematische Literaturrecherche erfolgte vornehmlich über das Internet. Die häufigsten Quellen von Ergebnissen lieferten das FINDEX der FH Münster, Google Scholar, die Webseiten des Bundesministeriums für Justiz, sowie die Webseiten des Landes Sachsen-Anhalt für landesspezifische Informationen. Da im Rahmen der Recherche gehäuft Ergebnisse aus anderen deutschsprachigen Ländern anfielen wurden den Suchbegriffen die Operatoren „[NOT] Österreich" und „[NOT] Schweiz" hinzugefügt, um die Ergebnisse auf Deutschland zu begrenzen.

Ausgehend von der Aufgabenstellung ergaben die Ergebnisse der Recherche eine Vielzahl von Gesetzestexten, Richtlinien und Verordnungen, sowie Stellungnahmen zu Beschlüssen und Gesetzen durch Fachleute und Interessenvertretern. Weiterhin wurden Sammelwerke zu umfassenderen Themenbereichen wie beispielsweise der Organisation und Struktur des Gesundheitswesens in Deutschland oder auch allgemein zur Krankenhausfinanzierung gefunden und hinsichtlich der Fragestellung recherchiert und analysiert. Die vorhandene und

für die vorliegende Arbeit genutzte Literatur gründet vornehmlich in amtlichen Veröffentli-
chungen, insbesondere bundes- und landesrechtlichen Gesetzestexten.

Wie eingangs bereits beschrieben erfolgt im Rahmen der Umfangsbegrenzung der vorliegenden Arbeit eine Eingrenzung auf das Land Sachsen-Anhalt. Weiterhin erfolgen die Betrachtung der Finanzierung von Leistungen der stationären Krankenhausbehandlung, sowie
der stationären Langzeitpflege. Dabei folgen die Betrachtungen dem Muster der Unterscheidung zwischen Bundes- und beispielhafter Landesebene, sowie der gezielten Betrachtung der rechtlichen Einordnung und der jeweiligen Vergütungsregelungen. Weiterhin
folgen Angaben zum Sicherstellungsauftrag und zur Infrastrukturverantwortung. Dabei ist
der Begriff der Infrastruktur im Sinne der Grundversorgungsinfrastruktur (vgl. Kersten,
2008) zu verstehen. Anschließend erfolgt die Gegenüberstellung beider Leistungsbereiche
im direkten Vergleich; aufgeteilt in Bundes- und beispielhafter Landesebene, sowie die ab-
schließende Zusammenfassung des Themenkomplexes.

3 Finanzierung von Leistungen der stationären Krankenhausbe-handlung

An dieser Stelle seien zunächst die Arten der stationären Krankenhausbehandlung, als Teil
der Gesundheitsversorgung, dargestellt, welche unter § 2 der Krankenhauseinweisungs-
Richtlinie (KE-RL) des Gemeinsamen Bundesausschusses mit Stand vom 8. Juni 2017 de-
finiert sind. Gemäß § 2 Abs. 2 der KE-RL werden in Deutschland Krankenhausbehandlungen vollstationär, teilstationär, vor- und nachstationär oder ambulant durchgeführt (Gemeinsamer Bundesausschuss, 2015). § 2 Abs. 3 KE-RL besagt, dass vollstationäre Behandlung
in einem zugelassenen Krankenhaus nur dann nötig wird, wenn keine der anderen stationären Behandlungsformen oder ambulante Behandlung inklusive der häuslichen Krankenpflege das Behandlungsziel erreichen können. Unter § 2 Abs. 4 KE-RL wird diese Einordnung für die teilstationäre Krankenhausbehandlung fortgesetzt. Demnach heißt es, dass
diese nur dann erfolgen kann, wenn „das Behandlungsziel nicht durch vor- und nachstationäre oder ambulante Behandlung einschließlich häuslicher Krankenpflege erreicht werden
kann und die teilstationäre Behandlung zum Versorgungsauftrag des Krankenhauses gemäß § 109 SGB V gehört. Die Unterscheidung zwischen voll- und teilstationärer Krankenhausbehandlung gründet im Wesentlichen in der regelmäßigen, aber nicht zeitlich durch-
gehenden Anwesenheit des Patienten behandelnden im Krankenhaus. Die vorstationäre
Krankenhausbehandlung dient primär dem Zweck der Abklärung der Erforderlichkeit oder
der Vorbereitung einer vollstationären Krankenhausbehandlung und ist nach § 115a Absatz
2 Satz 1 SGB V auf maximal drei Behandlungstage innerhalb von fünf Tagen vor Beginn
der stationären Behandlung begrenzt. Nachstationäre Behandlungen dienen nach § 2 Abs.

4 KE-RL der Sicherung bzw. Festigung des Behandlungserfolgs nach vollstationärer Behandlung und sind nach § 115a Abs. 2 Satz 2 auf sieben Behandlungstage innerhalb von 14 Tagen begrenzt. Es ist anzumerken, dass die klassische, allgemeine Krankenhausbehandlung durch sogenannte Wahlleistungen ergänzt werden kann, welche hier nur zur Vollständigkeit erwähnt werden. Nach Döring et al. kommen dabei zwei Angebotsmöglichkeiten in Betracht. Zum einen die Wahl der Vereinbarung einer besonderen Unterkunft wie beispielsweise Einzelzimmer und zum anderen die Vereinbarung zur wahlärztlichen Behandlung, umgangssprachlich „Chefarztbehandlung" genannt (Döring, Dittmann & Reith, 2016).

Die Verwendung des Begriffs der stationären Krankenhausbehandlung erfolgt in der vorliegenden Arbeit synonym für die voll- und teilstationären Krankenhausbehandlung.

Im Weiteren wird die Finanzierung der Leistungen der Stationären Krankenhausbehandlung differenziert für Deutschland im Allgemeinen (unter Punkt 3.1) und speziell für das Land Sachsen-Anhalt (unter Punkt 3.2) betrachtet. Dabei folgt die Betrachtung der Gliederung in eine rechtliche Einordnung der Finanzierung, gefolgt von der Darstellung der Vergütungsreglungen. Im Anschluss folgenden die Erläuterungen zum Sicherstellungsauftrag, sowie der Infrastrukturverantwortung.

3.1 Betrachtung der Bundesebene im Allgemeinen

Die Finanzierung der stationären Krankenhausbehandlung in Deutschland basiert auf einem dualen Finanzierungssystem. Dies bedeutet, dass sowohl die Krankenkassen als die Länder an der Finanzierung beteiligt sind. Aus diesem Grund wird die Erläuterung dieses Systems unter Punkt 3.2 weitergeführt.

Dennoch gibt es bundesweit gültige Gesetze, welche an dieser Stelle anzuführen sind, die die Finanzierung von stationären Krankenhausbehandlungen betreffen (vgl. Schmola, 2019, S. 67 ff.). Als erstes sind hier die Sozialgesetzbücher (SGB), im Besonderen für das Krankenhaus das fünfte Sozialgesetzbuch „Gesetzliche Krankenversicherung" (SGB V) zu nennen. Dieses umfasst die Regelungen zur Organisation, der Versicherungspflicht, sowie die Leistungen der gesetzlichen Krankenversicherung sowie deren Rechtsbeziehungen zu weiteren Leistungserbringern wie beispielsweise Krankenhäusern. Als Nächstes ist das Gesetz zur wirtschaftlichen Sicherung der Krankenhäuser und zur Regelung der Krankenhauspflegesätze (kurz: Krankenhausfinanzierungsgesetz - KHG) zu nennen. Dieses dient dem Zweck der wirtschaftlichen Sicherung der Krankenhäuser, um eine bedarfsgerechte Versorgung der Bevölkerung mit leistungsfähigen, eigenverantwortlich wirtschaftenden Krankenhäusern zu gewährleisten und zu sozial tragbaren Pflegesätzen beizutragen. Es ist weiterhin der Grundstock des DRG-Systems, sowie dessen Abrechnungssystems. Weiterhin ist das Gesetz über die Entgelte für voll- und teilstationäre Krankenhausleistungen (kurz: Krankenhausentgeltgesetz - KHEntgG) von hoher Bedeutung, da dieses die Vergütung der

Leistungen der DRG-Krankenhäuser im Bereich der stationären und teilstationären Behandlung regelt. Alle voll- und teilstationären Leistungen, die nicht unter das DRG-System fallen, werden nach der Verordnung zur Regelung der Krankenhauspflegesätze (kurz: Bundespflegesatzverordnung - BPflV) vergütet. Davon ausgenommen sind die Bereiche der Psychiatrie, Psychotherapie und Psychosomatik. Für sie gilt seit Inkrafttreten des Gesetzes zur Einführung eines pauschalierenden Entgeltsystems für psychiatrische und psychosomatische Einrichtungen (kurz: Psych-Entgeltgesetz - PsychEntgG) ein eigenes Abrechnungssystem, das PEPP-System. Das Psych-Entgeltgesetz orientiert sich dabei am Krankenhausentgeltgesetz, das die Finanzierung für den somatischen Bereich über die diagnosebezogenen Fallgruppen (Diagnosis Related Groups – DRGs) regelt.

Die allgemeinen, bundesweit gültigen Vergütungsregelungen für die stationäre Krankenhausbehandlung in Deutschland sind im Krankenhausentgeltgesetz (KHEntgG) geregelt und gelten für alle Krankenhäuser, die Vertragspartner der gesetzlichen Krankenkassen sind. Diese Vergütungsregelungen basieren auf der Vereinbarung zum Fallpauschalensystem für Krankenhäuser für das Jahr 2023 (Fallpauschalenvereinbarung 2023 – FPV 2023) und somit dem G-DRG-System (German Diagnosis Related Groups), bei dem jeder Patientenfall anhand von bestimmten Kriterien in eine bestimmte DRG eingestuft wird, die eine einheitliche Vergütung für die Krankenhausbehandlung festlegt. Die DRG-Vergütung umfasst in der Regel alle Leistungen, die für die Krankenhausbehandlung notwendig sind, einschließlich ärztlicher Behandlung, Pflege, Medikamente und Untersuchungen. Die Höhe der DRG-Vergütung wird jährlich vom Institut für das Entgeltsystem im Krankenhaus (InEK) auf Grundlage von Kosten- und Leistungsdaten der Krankenhäuser und medizinischen Entwicklungen aktualisiert. Die Vergütung orientiert sich somit an den tatsächlichen Kosten der Krankenhausbehandlung und soll sicherstellen, dass die Krankenhäuser eine angemessene Vergütung für ihre Leistungen erhalten. Es gibt jedoch auch Sonderregelungen und Zusatzvergütungen für bestimmte Leistungen, die nicht durch die DRG-Vergütung abgedeckt sind, wie zum Beispiel spezielle, teurere Medikamente oder besonders aufwendige Operationen. Insgesamt sollen die Vergütungsregelungen sicherstellen, dass eine angemessene und bedarfsgerechte Versorgung der Patientinnen und Patienten in den Krankenhäusern gewährleistet ist. Seit 2020 werden die Kosten des Pflegepersonals in der unmittelbaren Patientenversorgung nicht mehr über die Fallpauschalen vergütet, da bereits im Jahr 2018 das Gesetz zur Stärkung des Pflegepersonals (kurz: Pflegepersonal-Stärkungsgesetz – PpSG) in Kraft trat, welches den GKV-Spitzenverband (Verband der gesetzlichen Krankenversicherungen) und den Verband der Privaten Krankenversicherung beauftragte, gemeinsam mit der Deutschen Krankenhausgesellschaft, im Sinne von Vertragspartnern, die auszugliedernden Pflegepersonalkosten zu definieren und Regelungen für die Kosten zu schaffen. Ziel war es Leistungsvergütung der Pflege zukünftig unmittelbar und nicht mehr über die pauschale Vergütung durchzuführen. Dadurch erhalten die Krankenhäuser ein kostendeckendes Pflegebudget, welches nach § 6a und § 9 KHEntgG geregelt ist und ergänzend zu den aG-DRGs (ausgegliederte German Diagnostic Related Groups) gezahlt wird. Die tatsächliche Höhe des Pflegebudget wird in den sogenannten Pflegebudgetverhandlungsvereinbarungen auf Basis des § 9 Absatz 1 Nummer 8 des Krankenhausentgeltgesetzes durch die drei Vertragspartner jährlich neu festgeschrieben. Neben der Vergütung der stationären Krankenhausbehandlung mittels aG-DRGs und Pflegebudget ist im § 39 Abs. 4 SGB V die Zuzahlung eines unter § 61 SGB V festgeschriebenen Betrags für volljährige Patienten verankert. Diese ist nach § 39 Abs. 4 SGB V auf längstens 28 Tage je Kalenderjahr begrenzt und variiert nach § 61 SGB V zwischen fünf und zehn Euro pro Kalendertag.

Der Sicherstellungsauftrag der Bundesrepublik Deutschland für die stationäre Krankenhausbehandlung bezieht sich auf die flächendeckende Versorgung der Bevölkerung mit medizinischen Leistungen und die Gewährleistung eines bedarfsgerechten Zugangs zu Gesundheitsversorgung. Dieser ist im SGB V verankert und umfasst unter anderem die Aufgaben der Kassenärztlichen Vereinigungen (KV) und der Krankenkassen. Die KV sorgt dafür, dass in jeder Region genügend Ärzte und Psychotherapeuten niedergelassen sind, um die medizinische Versorgung sicherzustellen. Die Krankenkassen stellen sicher, dass ihre Versicherten eine ausreichende medizinische Versorgung erhalten und übernehmen die Kosten für notwendige Leistungen. Weiterhin gibt es auf Bundesebene Institutionen wie das Bundesministerium für Gesundheit (BMG) und den Gemeinsamen Bundesausschuss (G-BA), die sich mit der Sicherstellung und Qualitätssicherung der Gesundheitsversorgung befassen. Das BMG ist zuständig für die Gestaltung der Rahmenbedingungen des Gesundheitswesens und die Festlegung von Gesetzen und Verordnungen, während der G-BA die Qualität der medizinischen Versorgung überwacht und Regelungen für die Vergütung medizinischer Leistungen trifft. Insgesamt zielt der Sicherstellungsauftrag darauf ab, sicherzustellen, dass alle Bürgerinnen und Bürger in Deutschland Zugang zu einer bedarfsgerechten und qualitativ hochwertigen Gesundheitsversorgung haben, unabhängig von ihrem Wohnort oder ihrem sozialen Status.

Hinsichtlich der Infrastrukturverantwortung des Bundes für Leistungen der stationären Krankenhausbehandlung lässt sich festhalten, dass dieser in der Bundesgesetzgebung selbst liegt. Das bedeutet, es ist keine explizite, wortwörtliche Infrastrukturverantwortung auf Bundesebene nachweisbar. Jedoch werden durch Bundesgesetze wie dem Krankenhausfinanzierungsgesetz Regelungen hinsichtlich der Infrastrukturverantwortung geschaffen und diese an die Länder übertagen. Daher ist diese unter Punkt 3.2 ausführlicher betrachtet.

3.2 Betrachtung am Beispiel des Landes Sachsen-Anhalt

Wie bereits unter Punkt 3.1 erwähnt basiert die Krankenhausfinanzierung in Deutschland auf zwei Säulen, der sogenannten dualen Finanzierung. Als erste Säule sind die gesetzlichen Krankenkassen zu sehen, wohingegen die einzelnen Bundesländer die zweite Säule der dualen Finanzierung bilden. Gesetzliche Krankenversicherungen finanzieren einen Großteil der stationären Behandlungskosten. Die Krankenhäuser erhalten hierbei von den gesetzlichen Krankenkassen Pauschalen, die sich nach dem Behandlungsaufwand und der Schwere der Erkrankungen der Patienten richten. Diese sogenannten DRGs (Diagnosis Related Groups) umfassen alle Leistungen, die während des Krankenhausaufenthalts erbracht werden, wie medizinische Behandlung Verpflegung und Unterbringung. Private Krankenversicherungen finanzieren die stationäre Behandlung ihrer Versicherten in der Regel über individuelle Versicherungsverträge, die zwischen dem Versicherten und der Versicherungsgesellschaft geschlossen werden. Dabei können die Finanzierungsmodalitäten und -bedingungen von Vertrag zu Vertrag unterschiedlich sein. Die öffentliche Hand, hier das Land Sachsen-Anhalt, beteiligt sich ebenfalls an der Finanzierung von Krankenhäusern, indem sie Investitionsfördermittel zur Verfügung stellt, welche zum Beispiel für den Bau von neuen Gebäuden, die Anschaffung von medizinischen Geräten oder die Modernisierung von Einrichtungen genutzt werden. Die Länder erhalten dafür eine finanzielle Unterstützung vom Bund aus dem sogenannten Krankenhausstrukturfonds. Bei der Finanzierung durch das Land Sachsen-Anhalt sind im Wesentlichen nach §§ 4 ff. Krankenhausgesetz Sachsen-Anhalt (KHG LSA) zwei Formen der Förderung nachweisbar; die Pauschalförderung und die Einzelförderung. Diese werden § 4 Abs. KHG LSA durch Investitionsprogramme des Landes-Sachsen-Anhalt ergänzt. Pauschale Förderungen nach § 6 Abs. 1 KHG LSA dienen der „Wiederbeschaffung von Anlagegütern mit einer durchschnittlichen Nutzungsdauer von mehr als drei Jahren", sowie kleineren Baumaßnahmen, welche nicht Teil der Investitionsprogramme sind. Weiterhin werden sonstige investive Maßnahmen durch leistungsorientierte Investitionspauschalen gefördert. Die Art der Einzelförderungen richtet sich nach § 5 KHG LSA, wonach Förderungen zum „Ausgleich für Kapitalkosten des Krankenhausträgers" wie auch für den „Schuldendienst von Darlehen (Verzinsung, Tilgung und Verwaltungskosten)" für Investitionskosten möglich sind. Es ist anzumerken, dass es auch auf Landesebene weitere Finanzierungsquellen, wie zum Beispiel die Finanzierung durch Beihilfen und Zusatzversicherungen, gibt. Die duale Krankenhausfinanzierung hat zum Ziel, eine gute Versorgung der Bevölkerung sicherzustellen und die Finanzierung von stationären Krankenhausaufenthalten transparenter und effizienter zu gestalten. Allerdings gibt es auch Kritik an diesem System, da einige Krankenhäuser aufgrund der Fallpauschalen finanziell benachteiligt sind und es dadurch zu einer Schließung von Kliniken, gerade in ländlichen Gebieten, kommen kann.

Die Vergütungsreglungen des Landes Sachsen-Anhalt hinsichtlich stationärer Krankenhausbehandlungen basieren im Wesentlichen auf dem vorangehend beschriebenen aG-
DRG-System und weichen somit nicht von einer bundesweit einheitlichen Reglung ab. Für
die Abrechnung der Leistungen wird in Sachsen-Anhalt das sogenannte InEK-System
(Institut für das Entgeltsystem im Krankenhaus) genutzt. Hier werden die Daten zu den
Patienten und ihren Erkrankungen erfasst und anschließend auf Basis der DRG in eine
entsprechende Pauschale umgerechnet. Die Krankenhäuser rechnen ihre Leistungen dann
über das InEK-System mit den gesetzlichen und privaten Krankenkassen ab. Neben den
Krankenkassen und privaten Krankenversicherungen tragen auch in Sachsen-Anhalt andere Träger einen Teil der Kosten für die stationäre Krankenhausbehandlung. So können
zum Beispiel Rentenversicherungen oder Unfallversicherungen an den Kosten beteiligt
sein, wenn eine Erkrankung oder ein Unfall berufsbedingt ist. Auch die gesetzliche Unfall-
versicherung kann unter bestimmten Umständen die Kosten für eine stationäre Behandlung
übernehmen. Darüber hinaus gibt es auch die Möglichkeit der Selbstzahlung. Dies bedeutet, dass Patientinnen und Patienten einen Teil oder die gesamten Kosten einer stationären
Behandlung selbst tragen. Diese Option kommt zum Beispiel in Frage, wenn eine Behandlung nicht von der Krankenkasse übernommen oder wenn Patientinnen und Patienten eine
bestimmte Leistung wünschen, die nicht von ihrer Krankenkasse finanziert wird. Die Vergütung der Krankenhäuser in Sachsen-Anhalt wird von verschiedenen Akteuren überwacht,
um sicherzustellen, dass die Vergütung angemessen und ausreichend ist. Hierzu gehört
zum Beispiel die Prüfung der Rechnungen durch die Krankenkassen oder die Überwachung
der Qualitätssicherung durch die Landesregierung. Es ist anzumerken, dass Wahlleistungen, wie sie eingangs beschrieben wurden, nicht unter das DRG-System fallen, sondern
über die Gebührenordnung für Ärzte (GOÄ) abgerechnet werden (vgl. Döring et al., 2016,
S. 129). Diese ist auch immer dann anzuwenden, wenn die ärztliche Leistung medizinisch
notwendig ist und kein Bundes- oder Landesgesetz eine andere Abrechnungsgrundlage
vorschreibt.

Der Sicherstellungsauftrag des Landes Sachsen-Anhalt für die stationäre Krankenhausbehandlung ist im weiteren Sinne im Krankenhausgesetz Sachsen-Anhalt (KHG LSA) unter §
2 festgeschrieben. Dieser Auftrag besagt, dass die notwendige medizinische Versorgung
für die Bevölkerung in ausreichender Menge, Qualität und Art durch die Landkreise und
kreisfreien Städte unter nach Maßgabe des Krankenhausplanes zur Verfügung gestellt werden muss. Der Sicherstellungsauftrag umfasst auch die Bereitstellung von Notfallversor-
gung, Intensivmedizin und spezialisierten medizinischen Leistungen. Der Sicherstellungsauftrag wird in Sachsen-Anhalt von verschiedenen Akteuren wahrgenommen. Hierzu gehö-
ren zum Beispiel die Krankenkassen, die für eine angemessene Vergütung der Leistungen

sorgen und durch ihre Verträge mit den Krankenhäusern die Qualitätssicherung gewährleisten. Auch die Landesregierung und die kommunalen Träger sind für die Krankenhausplanung und -bedarfsplanung sowie für die Finanzierung der Krankenhäuser zuständig (vgl. Land Sachsen-Anhalt, 2022a). Des Weiteren spielt die Selbstverwaltung der Krankenhäuser eine wichtige Rolle bei der Wahrnehmung des Sicherstellungsauftrags. Die Krankenhäuser sind dazu verpflichtet, eine ausreichende Zahl an qualifiziertem Personal und modernen medizinischen Geräten bereitzustellen, um eine angemessene Versorgung der Patientinnen und Patienten sicherzustellen. Zusammenfassend lässt sich sagen, dass der Sicherstellungsauftrag im Zusammenhang mit der stationären Krankenhausbehandlung in Sachsen-Anhalt gesetzlich verankert ist und von verschiedenen Akteuren wahrgenommen wird. Ziel des Sicherstellungsauftrags ist es, eine angemessene medizinische Versorgung in ausreichender Menge, Qualität und Art für die Bevölkerung sicherzustellen.

Im § 9 des Krankenhausfinanzierungsgesetzes des Bundes (KHG) ist die Infrastrukturverantwortung der Länder für die stationäre Krankenhausbehandlung geregelt. Die Bundesländer haben demnach die Aufgabe, die Krankenhäuser bei der Bereitstellung ihrer baulichen und technischen Infrastruktur zu unterstützen. Hierzu gehört insbesondere die Förderung von Investitionen in die Modernisierung und den Ausbau der Krankenhausinfrastruktur, wie zum Beispiel die Erneuerung von medizinischen Geräten oder die Erweiterung von Gebäuden. Zur Erfüllung dieser Aufgabe hat der Bund den sogenannten Krankenhauszukunftsfonds eingerichtet, aus dem gezielt Fördermittel für Investitionsmaßnahmen der Länder in der Krankenhausinfrastruktur zur Verfügung gestellt werden. Die Verteilung dieser Fördermittel erfolgt auf der Grundlage von regionalen Bedarfs- und Strukturanalysen sowie der Berücksichtigung von sozialen, demografischen und epidemiologischen Faktoren. Hinsichtlich baulicher und wirtschaftlicher Planung ist die Infrastrukturverantwortung des Landes Sachsen-Anhalt im § 3 KHG LSA „Krankenhausplanung, Aufsicht" zu finden. Insgesamt soll die Infrastrukturverantwortung der Länder sicherstellen, dass die stationäre Krankenhausbehandlung auf einem aktuellen technischen und medizinischen Stand erfolgen kann und eine bedarfsgerechte Versorgung der Patientinnen und Patienten gewährleistet ist. Neben der politischen Infrastrukturverantwortung betrifft diese auch die Krankenhäuser selbst, welche verantwortlich für eine ausreichende und qualitativ hochwertige Infrastruktur sind, um eine angemessene Versorgung der Patientinnen und Patienten sicherzustellen. Dies umfasst zum Beispiel die Ausstattung der Krankenhäuser mit modernen medizinischen Geräten und Technologien, die Bereitstellung von ausreichendem medizinischem Personal sowie die Gewährleistung einer hygienischen und sicheren Umgebung für die Patientinnen und Patienten. Die Infrastrukturverantwortung ist somit ein wichtiger Bestandteil der Versorgung von Patientinnen und Patienten in Sachsen-Anhalt. Eine gut ausgebaute und moderne Infrastruktur trägt dazu bei, eine qualitativ hochwertige medizinische Versorgung sicherzustellen und die Gesundheit der Bevölkerung zu erhalten und zu fördern.

4 Finanzierung von Leistungen der stationären Langzeitpflege

Zunächst sei erklärt, was unter dem Begriff der stationären Langzeitpflege, als Teil der Fürsorge, zu verstehen ist. Hilfestellung dabei bietet die Kurzinformation Langzeitpflege des Wissenschaftlichen Dienstes des Deutschen Bundestages aus dem Jahr 2017. Demnach sind unter dem Begriff der stationären Langzeitpflege alle pflegerischen Maßnahmen zu verstehen, welche dauerhaft oder begrenzt über einen längeren Zeitraum erbracht werden. Dabei ist seitens des Gesetzgebers keine Regelung nachweisbar, welche die Dauer der Pflegebedürftigkeit festlegt. § 14 SGB XI schreibt hingegen vor, dass eine Pflegebedürftigkeit entweder auf Dauer oder für einen Zeitraum von mindestens sechs Monaten vorliegen muss, um Leistungen aus der Pflegeversicherung in Anspruch nehmen zu können (Deutscher Bundestag, 2017). Die stationäre Langzeitpflege umfasst, ausgehend von dieser Definition des Wissenschaftlichen Dienstes des Deutschen Bundestages, die Tages- und Nachpflege nach § 41 SGB XI, die allgemeine Pflege von Pflegebedürftigen in vollstationären Einrichtungen nach § 43 SGB XI, die Pflege von Menschen mit Behinderung in stationären Einrichtungen nach § 43a SGB XI, sofern diese die Anforderungen nach § 14 SGB XI erfüllen. Demnach ist die Kurzzeitpflege nach § 42 SGB XI nicht Teil der stationären Langzeitpflege, da diese auf acht Wochen pro Kalenderjahr beschränkt ist.

Im Folgenden werden unter Punkt 4.1 die Betrachtung der Bundesebene im Allgemeinen und unter Punkt 4.2 die Betrachtung am Beispiel des Landes Sachsen-Anhalt vorgenommen. Dabei folgt die Betrachtung der Gliederung, wie unter Punkt 3, in eine rechtliche Einordnung, gefolgt von der Darstellung der Vergütungsreglungen. Im Anschluss folgenden die Erläuterungen zum Sicherstellungsauftrag, sowie der Infrastrukturverantwortung.

4.1 Betrachtung der Bundesebene im Allgemeinen

In Deutschland wird die Finanzierung der stationären Langzeitpflege durch das Pflegeversicherungsgesetz (SGB XI) geregelt. Die Pflegeversicherung ist ein Teil der Sozialversicherung und wurde 1995 eingeführt. Sie ist nach § 1 SGB XI eine Pflichtversicherung, an der jeder gesetzlich Krankenversicherte teilnehmen muss. Privat Krankenversicherte können sich optional in der Pflegeversicherung versichern. Die Beiträge zur Pflegeversicherung werden sowohl von Arbeitnehmern als auch Arbeitgebern getragen und sind einkommensabhängig. Derzeit liegt der Beitragssatz bei 3,05 Prozent des Bruttoeinkommens, bei kinderlosen Versicherten beträgt er 3,3 Prozent. Die Pflegeversicherung deckt einen Teil der

Kosten für die stationäre Langzeitpflege als Zuschuss ab. Die Höhe des Zuschusses richtet sich dabei nach dem Pflegegrad, den der Betroffene durch einen Gutachter der Pflegekasse zuerkannt bekommt. Nach § 15 SGB XI werden fünf Pflegegrade mittels Punktesystem unterschieden. Die Abgrenzungen der Pflegegrade erfolgt anhand von Kategorien, welche die verschiedenen Schweregrade der Beeinträchtigungen der Selbständigkeit oder der Fähigkeiten abbilden sollen. Der Zuschuss durch die Pflegeversicherung zur Finanzierung der stationären Langzeitpflege ist jedoch begrenzt und in der Regel nicht kostendeckend. Die Differenz muss von den Pflegebedürftigen selbst getragen werden. In Fällen, in denen der Pflegebedürftige nicht über ausreichend finanzielle Mittel verfügt, ist es möglich bei den zuständigen Sozialbehörden (i.d.R. dem Sozialamt) einen Antrag auf Hilfe zur Pflege stellen. Diese prüfen dann, ob eine Unterstützung möglich ist und wie hoch diese im individuellen Fall ausfallen kann. Insgesamt ist die Finanzierung der stationären Langzeitpflege in Deutschland also eine Kombination aus Pflegeversicherung, Eigenbeteiligung und gegebenenfalls Hilfe zur Pflege durch die Sozialbehörden.

Allgemeine Vergütungsregelungen auf Bundesebene zur stationären Langzeitpflege finden sich beispielsweise im Rahmenvertrag nach § 75 SGB XI zwischen den Verbänden der Pflegeeinrichtungen und den Pflegekassen. Dieser legt unter anderem die Vergütungssätze für die stationäre Langzeitpflege fest. Dabei wird zwischen den bereits erwähnten verschiedenen Pflegegraden (eins bis fünf) unterschieden, da die Kosten für die Pflege in höheren Pflegegraden in der Regel höher sind. Die Vergütungssätze sind jedoch bundesweit einheitlich und gelten für alle Pflegeeinrichtungen. Weiterhin umfasst die Vergütung dabei nicht nur die eigentliche Pflege, sondern auch Unterkunft, Verpflegung, Investitionskosten und weitere Leistungen. Zudem sieht der Rahmenvertrag eine regelmäßige Anpassung der Vergütungssätze an die Kostenentwicklung vor. Es ist anzumerken, dass es regionale Unterschiede in den tatsächlichen Kosten für die stationäre Langzeitpflege gibt. Wenn die tatsächlichen Kosten in einer Region höher sind als die bundesweit festgelegten Vergütungssätze, können die betroffenen Pflegeeinrichtungen eine sogenannte Vergütungsvereinbarung mit der zuständigen Pflegekasse abschließen, um höhere Vergütungssätze zu vereinbaren.

Im § 72 des Elften Buches des Sozialgesetzbuches (SGB XI) ist der sogenannte Sicherstellungsauftrag auf Bundesebene der Bundesrepublik Deutschland geregelt. Dort wird festgelegt, dass die Pflegeversicherung dafür sorgen muss, dass Pflegebedürftige, die aufgrund ihrer körperlichen, geistigen oder seelischen Beeinträchtigung nicht mehr in der Lage sind, sich selbst zu versorgen, in geeigneten Einrichtungen stationär gepflegt werden können. Dabei soll die Versorgung in der Nähe des gewohnten sozialen Umfelds erfolgen und die Wünsche und Bedürfnisse der Betroffenen berücksichtigen. Der Sicherstellungsauftrag umfasst dabei weiterhin die Qualität der Versorgung, die Ausstattung der Einrichtungen, die

Qualifikation des Personals sowie die Einhaltung von Hygiene- und Sicherheitsstandards. Die Umsetzung des Sicherstellungsauftrags obliegt den Pflegekassen, die dafür sorgen müssen, dass ausreichend stationäre Pflegeplätze zur Verfügung stehen und die Versorgung auf einem angemessenen Niveau erfolgt.

Auch die Infrastrukturverantwortung findet sich auf Bundesebene im SGB XI; speziell im § 71 des Elften Buches des Sozialgesetzbuches. Dort wird festgelegt, dass die Pflegeversicherung dafür verantwortlich ist, eine bedarfsgerechte Infrastruktur für die stationäre Pflege sicherzustellen. Dabei soll die diese in der Nähe des gewohnten sozialen Umfelds der Pflegebedürftigen vorhanden sein und eine angemessene Ausstattung und personelle Besetzung aufweisen. Konkret bedeutet das, dass die Pflegeversicherung dafür sorgen muss, dass ausreichend Pflegeeinrichtungen vorhanden sind, um den Bedarf der Pflegebedürftigen zu decken. Dazu gehört auch die Schaffung neuer Einrichtungen, falls der Bedarf nicht durch bereits vorhandene Einrichtungen gedeckt werden kann. Zudem müssen die Einrichtungen angemessen ausgestattet und das Personal qualifiziert sein. Die Infrastrukturverantwortung zielt somit darauf ab, eine bedarfsgerechte und qualitativ hochwertige Versorgung für pflegebedürftige Menschen sicherzustellen.

4.2 Betrachtung am Beispiel des Landes Sachsen-Anhalt

In Sachsen-Anhalt gibt es keine grundlegenden rechtlichen Unterschiede zwischen der bundesweiten und der landesspezifischen Finanzierung der stationären Langzeitpflege. Diese folgt in Sachsen-Anhalt den bundesrechtlichen Vorgaben und Regelungen des Sozialgesetzbuchs XI.

Auf Bundesebene ist die Vergütung der stationären Langzeitpflege durch das SGB XI geregelt. Auf Landesebene können jedoch zusätzliche Regelungen und Maßnahmen zur Finanzierung und Vergütung der stationären Langzeitpflege erlassen werden. Zum Beispiel werden in den Bundesländern Pflegekammern eingeführt, die eine zusätzliche Beitragspflicht für Pflegebedürftige und ihre Angehörigen vorsehen; für das Land Sachsen-Anhalt wurde bisher jedoch keine Pflegekammer gegründet. Allerdings gibt es auf Landesebene in Sachsen-Anhalt spezifische Maßnahmen zur Finanzierung und Vergütung der stationären Langzeitpflege, die über die bundesweiten Vorgaben hinausgehen. So wurden in hier zum Beispiel im Rahmen des Pflege-Weiterentwicklungsgesetzes (PfWG) regionale Investitionsprogramme aufgelegt, um den Bedarf an Pflegeeinrichtungen zu decken. Die Corona-Investitionsrichtlinie des Landes Sachsen-Anhalt umfasst dabei die genauen Vorgaben zur Förderung für „Umbau-, Ausbau-, Neubau-, Ersatzneubau-, Erweiterungs-, Modernisierungs- und Ausstattungsinvestitionen" in unter anderem dem Bereich der vollstationäre Pflegeplätze für Leistungsberechtigte nach dem Elften Buch Sozialgesetzbuch und Wohnangeboten in besonderen Wohnformen für Menschen mit Behinderungen (Land Sachsen-

Anhalt, 2022b). Darüber hinaus gibt es in Sachsen-Anhalt die Verordnung über einen Landespflegeausschuss (LPA-VO), welche die Einrichtung eines Landespflegeausschusses vorsieht. Dieser berät die Landesregierung und die Pflegekassen in pflegefachlichen und - politischen Fragen und kann Empfehlungen aussprechen. Insgesamt gilt jedoch auch in Sachsen-Anhalt, dass landesspezifische Regelungen zur Finanzierung und Vergütung der stationären Langzeitpflege im Rahmen der bundesweiten Vorgaben und Regelungen zur Pflegeversicherung stehen müssen. Ausgehend vom Landesrecht erfolgt tatsächliche die Vergütung von Leistungen der stationären Langzeitpflege individuell für jede Pflegeeinrichtung nach Verträgen dieser mit den Pflegekassen und den Trägern der Sozialhilfe. Diese untergliedern sich in die Pflegesätze, die Entgelten für Unterkunft und Verpflegung, wie auch möglichen Investitionskosten und Kosten für individuelle Zusatzleistungen (vgl. Kostorz, 2019). Die Bemessung der Pflegesätze ist nach §§ 84 f. SGB XI geregelt, Die Entgelte für Unterkunft und Verpflegung werden „in einem angemessenen Verhältnis zu den Leistungen" nach § 87 SGB XI ebenfalls zwischen den Leistungsträgern und Leitungserbringern vereinbart, die tatsächliche Abrechnung erfolgt allerdings zwischen den Pflegebedürftigen und den Leistungserbringern. Es ist anzumerken, dass der Gesetzgeber zur Vermeidung von Doppeltfinanzierungen den Abzug „Öffentliche[r] Zuschüsse oder andere[r] Unterstützungsmaßnahmen zu den laufenden Aufwendungen einer Pflegeeinrichtung (Betriebskostenzuschüsse)" nach § 82 Abs. 5 SGB XI von der Pflege-, Unterkunfts- und Versorgungsvergütung vorsieht. Investitionskosten, welche wiederum nicht durch öffentliche Förderung gedeckt werden, können ebenfalls nach § 82 Abs. 3 SGB XI anteilig an die Pflegebedürftigen weitergegeben und durch diese mitfinanziert werden.

Aufgrund des Fehlens landesspezifischer gesetzlicher Regelungen lässt sich für das Land Sachsen-Anhalt kein spezifischer Sicherstellungsauftrag, abweichend von bundesweit geltenden Regelungen, nachweisen. Er obliegt nach § 69 SGB XI den Kosten- und Leistungsträgern, als den Pflegekassen der Krankenkassen der jeweiligen Bundesländer, welche zu diesem Zweck mit den Trägern der Pflegeeinrichtungen Versorgungsverträge schließen (vgl. Brettschneider, 2020). Es werden jedoch im Gesetz über Wohnformen und Teilhabe des Landes Sachsen-Anhalt (Wohn- und Teilhabegesetz - WTG LSA) unter § 11 weitergehende verpflichtende Regelungen und Vorgaben hinsichtlich der Qualitätsanforderungen an den Betrieb einer stationären Einrichtung beschrieben, welche Bestandteil des Sicherstellungsauftrag sind und diesen somit landesspezifisch ergänzen.

Nach § 9 SGB XI liegt die Infrastrukturverantwortung der Länder, also auch des Landes Sachsen-Anhalt, in der „Vorhaltung einer leistungsfähigen, zahlenmäßig ausreichenden und wirtschaftlichen pflegerischen Versorgungsstruktur". Daraus resultiert, dass sich die Infrastrukturverantwortung in der stationären Langzeitpflege auf die bauliche und techni-

sche Ausstattung der Pflegeeinrichtungen bezieht, um eine angemessene Pflege und Be-
treuung der Bewohner sicherzustellen. Zur Umsetzung dieser Bundesvorgabe wurden
durch das Land Sachsen-Anhalt zum einen die Verordnung über bauliche Mindestanforderungen nach dem Wohn- und Teilhabegesetz (Wohn- und Teilhabegesetz-Mindestbauver-
ordnung - WTG-MindBauVO), wie auch die Verordnung über personelle Anforderungen für
stationäre Einrichtungen und betreute Wohngruppen nach dem Wohn- und Teilhabegesetz
des Landes Sachsen-Anhalt (Wohn- und Teilhabegesetz-Personalverordnung - WTG-PersVO) geschaffen. Nach § 1 der WTG-MindBauVO regelt diese die Mindestanforderungen
für die Räume der stationären Einrichtungen, sowie für die sanitären Anlagen und technischen Einrichtungen. Die WTG-PersVO hingegen stellt die personelle Besetzung der stationären Pflegeeinrichtungen in den Mittelpunkt und beschreibt dabei sowohl die Mindestanforderungen hinsichtlich der Personalstärke wie auch Anforderungen hinsichtlich der per-
sönlichen und fachlichen Eignung der Pflege- und Leitungskräfte. Weiterhin ist anzumerken, dass es neben der vorangehend genannten spezifischen Pflege- und Betreuungsinfrastruktur auch eine allgemeine infrastrukturelle Verantwortung auf Seiten der Länder gibt,
welche im Bereich der Verkehrsinfrastruktur oder der Versorgung mit Wasser und Strom
wiederzufinden ist. Diese Bereiche sind für die Sicherstellung einer angemessenen Pflege-
und Betreuungsinfrastruktur ebenfalls von Bedeutung, werden hier aber nicht näher betrachtet.

5 Vergleich stat. Krankenhausbehandlung & stat. Langzeitpflege

Im Folgenden werden die unter den Punkten 3 Finanzierung von Leistungen der stationären
Krankenhausbehandlung und 4 Finanzierung von Leistungen der stationären Langzeitpflege zusammenfassend in den direkten Vergleich gestellt. Dabei folgt die Unterteilung in
die Betrachtung der Bundesebene im Allgemeinen, sowie in die Betrachtung am Beispiel
des Landes Sachsen-Anhalt im Speziellen.

5.1 Betrachtung der Bundesebene im Allgemeinen

Greift man die unter den Gliederungspunkten 3.1 und 4.1 dargestellten bundesweit gültigen
Regelungen und Standards wieder auf, so zeigen sich hinsichtlich der stationären Krankenhausbehandlung und der stationären Langzeitpflege die folgenden Unterschiede.

Zunächst ist anzumerken, dass die Leistungen der stationären Krankenhausbehandlungen
Teil des fünften Sozialgesetzbuches und somit Teil der gesetzlichen Krankenversicherung
sind. Die stationäre Langzeitpflege hingegen findet sich als Teil der sozialen Pflegeversicherung grundlegend im elften Sozialgesetzbuch wieder. Somit findet sich die stationäre

Krankenhausbehandlung, als Teil des Krankenhaus-Sektors, im Gesundheitswesen wieder, wohingegen die stationäre Langzeitpflege, als Teil der Fürsorge, einen Bestandteil des Sozialwesens abbildet. Weiterhin unterscheiden sich beide Leistungsbereiche im Allgemeinen mit Blick auf die Zuständigkeiten des Bundes. So ist die Vergütung und Finanzierung der stationären Krankenhausbehandlung durch die duale Krankenhausfinanzierung von der Bundesebene entkoppelt. Die Finanzierung der stationären Langzeitpflege hingegen obliegt rahmengebend der Bundesebene und wird im speziellen durch das elfte Sozialgesetzbuch vorgegeben. Die Beteiligung des Patienten an der Finanzierung des jeweiligen Leistungsbereichs unterscheidet sich ebenfalls in ihrem Umfang. So ist diese bei der stationären Krankenhausbehandlung auf eine standardisierte Zuzahlung von maximal zehn Euro pro Kalendertag auf höchstens 28 Tage pro Jahr begrenzt. Bei Leistungen der stationären Krankenpflege hingegen wird der Patient bzw. Bewohner vollumfänglich im Rahmen des Betreuungsvertrags an den Kosten beteiligt. Auch hinsichtlich der Infrastrukturverantwortung finden sich Unterschiede zwischen beiden Leistungsbereichen. So ist diese für die stationäre Langzeitpflege explizit im § 71 des Elften Buches des Sozialgesetzbuches für die Bundesebene festgeschrieben und ordnet die Infrastrukturverantwortung dort der Pflegeversicherung zu. Für die stationäre Krankenhausbehandlung lässt sich auf Bundesebene jedoch keine explizite, wortwörtliche Infrastrukturverantwortung nachweisen. Hinsichtlich des Sicherstellungsauftrags lässt sich ebenfalls eine deutliche Unterscheidung feststellen. So ist dieser für die stationäre Krankenhausbehandlung nur sehr allgemeingehalten und grob als „Vorhaltung" einer flächendeckenden medizinischen Versorgung im SGB V beschrieben. Hingegen wird für die stationäre Langzeitpflege im § 72 SGB XI der Sicherstellungsauftrag auf Bundesebene explizit der deutschen Pflegeversicherung zugeschrieben.

Gemeinsamkeiten beider betrachteter Leistungsbereiche finden sich in der allgemeinen, rahmengebenden Bundesgesetzgebung durch die Sozialen Gesetzbücher (SGB), welche bei tiefergehender Betrachtung durch die Landesgesetzgebung expliziert und ggf. ergänzt wird.

5.2 Betrachtung am Beispiel des Landes Sachsen-Anhalt

Mit Blick auf die speziellen landesrechtlichen Regelungen des Landes Sachsen-Anhalt für die Leistungsbereiche der stationären Krankenhausbehandlung (3.2) und der stationären Langzeitpflege (4.2) lassen sich folgende Unterschiede nachweisen. Wo bei der Finanzierung von Leistungen der stationären Krankenhausbehandlung vornehmlich die duale Krankenhausfinanzierung angeführt wird, welche durch die Krankenkassen und die Länder getragen wird, fehlt es in der stationären Langzeitpflege an landesspezifischen Regelungen hinsichtlich der Finanzierung dieser Leistungen. Weitere Unterschiede finden sich in den

Vergütungsregelungen auf Landesebene. So werden die erbrachten Leistungen in der stationären Krankenhausbehandlung zwar individualisiert betrachtet und berechnet, aber nicht an den expliziten Patienten weitergegeben. Die Abrechnung hier erfolgt pauschal über die jeweiligen Krankenkassen. Dem gegenüber steht die Vergütung von Leistungen der stationären Langzeitpflege, bei der alle zu erbringenden Leistungen in einem Behandlungsvertrag zwischen dem Patienten und dem Träger der jeweiligen Pflegeeinrichtung vorfixiert werden. Somit erfolgt die Vergütung hierbei direkt zwischen dem Patienten und dem Leistungserbringer. Auch die Art und der Umfang des Sicherstellungsauftrags unterscheidet sich bei den betrachteten Leistungsbereichen. So werden diese bei der stationären Krankenhausbehandlung nach § 2 KHG LSA konkretisiert, wohingegen bei der stationären Langzeitpflege keine Spezifikationen in der Landesgesetzgebung nachzuweisen sind.

Neben den vorgenannten Unterschieden finden sich aber auch verschiedene Gemeinsamkeiten bzw. Ähnlichkeiten in der landesrechtlichen Gesetzgebung der beiden betrachteten Leistungsbereiche. Diese finden sich in den systematischen Vergütungsregelungen beider Leistungsbereiche. So werden Leistungen der stationären Krankenhausbehandlung über die aG-DGRs für jeden Fall bzw. Patienten individuell erfasst und berechnet. Bis zu dieser Stelle in der Systematik der Vergütung von Leistungen der stationären Krankenhausbehandlung ist eine Ähnlichkeit zur Vergütung von Leistungen der stationären Langzeitpflege nachweisbar, da diese ebenfalls individuell fixiert und erbracht werden. Auch hinsichtlich der Infrastrukturverantwortung finden sich Gemeinsamkeiten bzw. Ähnlichkeiten in beiden Leistungsbereichen. So wird diese sowohl für die stationäre Krankenhausbehandlung wie auch für die stationäre Langzeitpflege durch die Bundesgesetzgebung den jeweiligen Bundesländern übertagen (vgl. § 9 KHG; § 9 SGB XI).

6 Zusammenfassung

Ausgehend von der Fragestellung, wie die Finanzierung und Vergütung der Leistungsbereiche der stationären Krankenhausbehandlung und der stationären Langzeitpflege in Deutschland geregelt und organisiert sind, zeigte die detaillierte Betrachtung dieser Bereiche eine grundsätzliche Verankerung in den Sozialgesetzbüchern fünf und elf. Die separierte und vergleichende Betrachtung der Leistungsbereiche der stationären Krankenhausbehandlung und der stationären Langzeitpflege zeigt die Gemeinsamkeiten und Unterschiede beider Leistungsbereiche auf. Es wird deutlich, dass beide Leistungsbereiche, obwohl sie in unterschiedlichen Systemen angesiedelt sind, vergleichbare Parallelen aufweisen und eindeutig auf Bundesebene geregelt und auf der jeweiligen Landesebene, hier speziell der des Landes Sachsen-Anhalt, spezifiziert sind. Auch zeigt sich, dass die Leistungen der stationären Langzeitpflege hinsichtlich der betrachteten Vorgaben zu Finanzierung und Vergütung, Sicherstellungsauftrag und Infrastrukturverantwortung deutlich stärker am Patienten orientiert und somit weniger allgemeingültig formuliert sind.

Mit Blick auf die aktuelle Berichterstattung wird eine Veränderung der Finanzierung und Vergütungsregelungen für stationäre Krankenhausbehandlungen hinsichtlich der aG-DRGs durch den aktuellen Bundesgesundheitsminister Dr. Karl Lauterbach angestrebt. Es bleibt daher abzuwarten, wie sich diese Regelungen in der aktuellen Legislaturperiode verändern werden und welche Effekte dies für die Zukunft der Finanzierung der stationären Krankenhausbehandlung zur Folge hat.

7 Literaturverzeichnis

Brettschneider, A. (2020). Die Rolle der Kommunen: Ziele, Handlungsfelder und Gestaltungsmöglichkeiten kommunaler Pflegepolitik. In K. Jacobs, A. Kuhlmey, S. Greß, J. Klauber & A. Schwinger (Hrsg.), *Pflege-Report 2019* (S. 219–239). Berlin, Heidelberg: Springer Berlin Heidelberg. https://doi.org/10.1007/978-3-662-58935-9_18

Deutscher Bundestag (Hrsg.). (2017, September 27). Kurzinformation Langzeitpflege (WD 9 - 3000 – 042/17). Zugriff am 10.3.2023. Verfügbar unter: https://www.bundestag.de/resource/blob/531102/8c67805213ec6efafba5e2255d2f72ea/WD-9-042-17-pdf-data.pdf

Döring, S., Dittmann, H.-M. & Reith, D. (2016). Abrechnung von ambulanten und stationären Behandlungen. In G. Schmola & B. Rapp (Hrsg.), *Compliance, Governance und Risikomanagement im Krankenhaus* (S. 117–162). Wiesbaden: Springer Fachmedien Wiesbaden. https://doi.org/10.1007/978-3-658-10667-6_5

Gemeinsamer Bundesausschuss. (2015, April 30). *Richtlinie des Gemeinsamen Bundesausschusses über die Verordnung von Krankenhausbehandlung (Krankenhauseinweisungs-Richtlinie/KE-RL)*. Zugriff am 17.3.2023. Verfügbar unter: https://www.g-ba.de/downloads/62-492-1406/KE-RL_2017-03-16_iK-2017-06-08.pdf

Grunddaten der Krankenhäuser 2021. Fachserie 12 Reihe 6.1.1. (2022). . Statistisches Bundesamt (Destatis). Zugriff am 19.2.2023. Verfügbar unter: https://www.destatis.de/DE/Themen/Gesellschaft-Umwelt/Gesundheit/Krankenhaeuser/Publikationen/Downloads-Krankenhaeuser/grunddaten-krankenhaeuser-2120611217005.xlsx?__blob=publicationFile

Kersten, J. (2008). *Mindestgewährleistungen im Infrastrukturrecht.* BBSR Bonn: Bundesamt für Bauwesen und Raumordnung. Zugriff am 27.3.2023. Verfügbar unter: https://www.bbsr.bund.de/BBSR/DE/veroeffentlichungen/izr/2008/1_2/Inhalt/DL_kersten.pdf?__blob=publicationFile&v=1

Kostorz, P. (2019). Gesundheitsrecht (Springer Reference Pflege – Therapie – Gesundheit). In R. Haring (Hrsg.), *Gesundheitswissenschaften* (S. 1–18). Berlin, Heidelberg: Springer Berlin Heidelberg. https://doi.org/10.1007/978-3-662-54179-1_69-1

Land Sachsen-Anhalt. (2022a, September 6). Rahmenvorgaben für Versorgungs- und Qualitätsziele der Krankenhausplanung in Sachsen-Anhalt (Bek. des MS vom 6. September 2022 – 41201). Zugriff am 17.3.2023. Verfügbar unter: https://ms.sachsen-anhalt.de/fileadmin/Bibliothek/Politik_und_Verwaltung/MS/MS/2_Krankenhaeuser/KHPl_2022/Rahmenvorgaben.pdf

Land Sachsen-Anhalt. (2022b, Oktober 5). *Richtlinie über die Gewährung von Zuwendungen zur Förderung von Investitionen in die soziale Infrastruktur für Pflegebedürftige und Menschen mit Behinderungen (Corona-Investitionsrichtlinie)*. Verfügbar unter: https://www.landesrecht.sachsen-anhalt.de/bsst/document/VVST-VVST000012469

Pflegestatistik - Pflege im Rahmen der Pflegeversicherung - Deutschlandergebnisse 2021. (2022). . Statistisches Bundesamt (Destatis). Zugriff am 19.2.2023. Verfügbar unter: https://www.destatis.de/DE/Themen/Gesellschaft-Umwelt/Gesundheit/Pflege/Publikationen/Downloads-Pflege/pflege-deutschlandergebnisse-5224001219005.xlsx?__blob=publicationFile

Schmola, G. (2019). *Jahresabschluss, Kostenrechnung und Finanzierung im Krankenhaus: Grundlagen und Zusammenhänge verstehen*. Wiesbaden: Springer Fachmedien Wiesbaden. https://doi.org/10.1007/978-3-658-20281-1

BEI GRIN MACHT SICH IHR WISSEN BEZAHLT

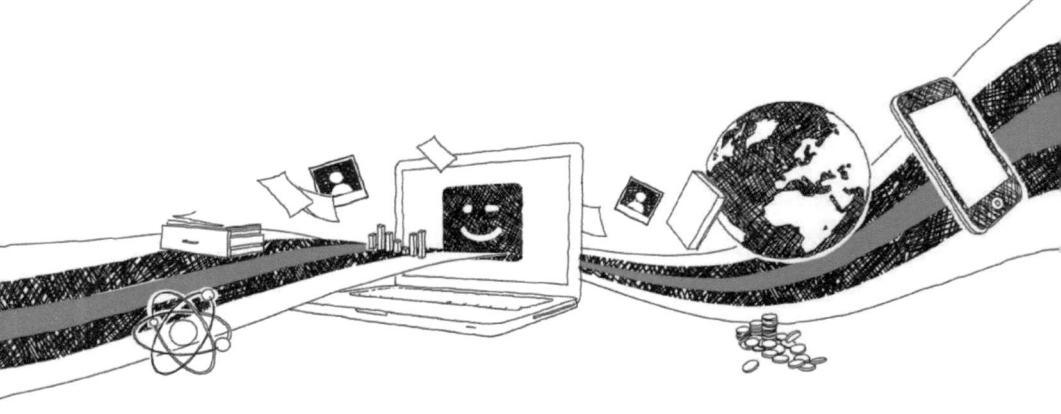

- Wir veröffentlichen Ihre Hausarbeit,
  Bachelor- und Masterarbeit

- Ihr eigenes eBook und Buch -
  weltweit in allen wichtigen Shops

- Verdienen Sie an jedem Verkauf

Jetzt bei www.GRIN.com hochladen
und kostenlos publizieren

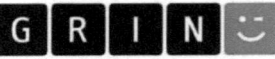